ASSOCIATION FRANÇAISE

POUR

L'AVANCEMENT DES SCIENCES

CONGRÈS DE LA ROCHELLE

1882

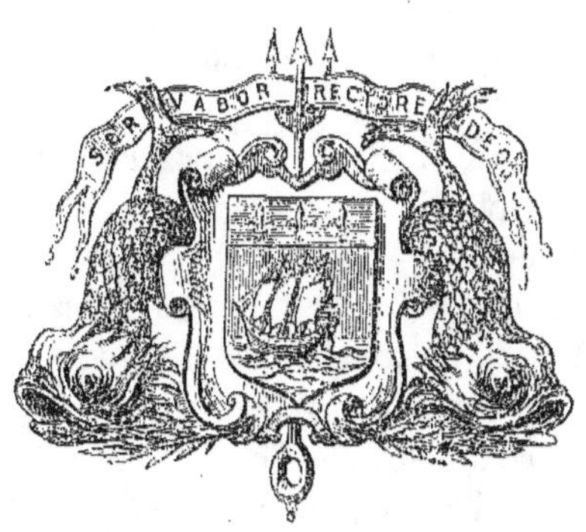

PARIS

AU SECRÉTARIAT DE L'ASSOCIATION

4, rue Antoine-Dubois, 4.

(PLACE DE L'ÉCOLE-DE-MÉDECINE.)

ASSOCIATION FRANÇAISE

POUR L'AVANCEMENT DES SCIENCES

Congrès de la Rochelle. — 1882

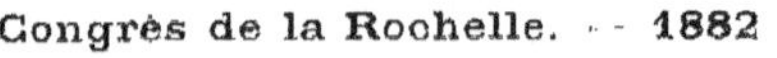

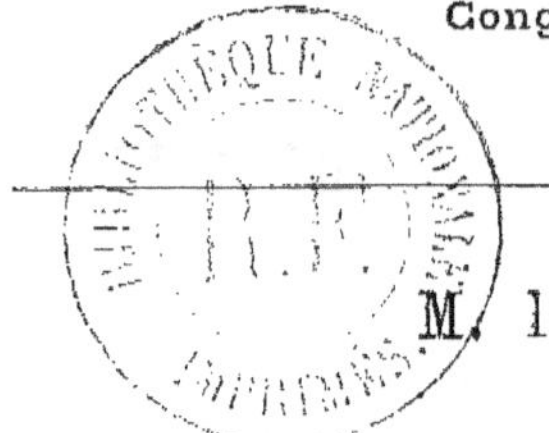

M. le Docteur PRUNIÈRES
De Marvéjols.

BLESSURES ET FRACTURES GRAVES RÉGULIÈREMENT GUÉRIES SUR DES OS HUMAINS DE L'ÉPOQUE PRÉHISTORIQUE

— Séance du 30 août 1882 —

Messieurs,

En terminant ma communication précédente, j'émettais l'opinion que la guérison surprenante, merveilleuse, de mon embroché devait surtout être rapportée à deux causes : 1º à la constitution très saine, indemne de diathèses, de cet enfant des montagnes ; 2º à la pureté de l'air, à la salubrité du milieu dans lequel il s'était trouvé, à une époque de l'année où la température est parfaite. J'ai toujours cru et je crois que, dans cette guérison, la part la plus minime doit être attribuée à notre science médicale moderne, malgré l'agrandissement incessant de nos connaissances en médecine.

Pour corroborer ces conclusions, je n'aurai qu'à exhiber ici de nombreuses pièces anatomiques qui montrent des cas de guérison presque aussi extraordinaires que le cas de J... et qui remontent à une époque bien antérieure à Hippocrate, et à l'institution de la médecine comme science. Voici, déposés sur le bureau, un assez grand nombre d'os humains qui présentent les lésions les plus curieuses, et que j'aurai du reste le soin de faire passer successivement, au fur et à mesure que je les décrirai, sous les yeux de nos plus savants collègues. Or, ces os proviennent d'une époque si reculée, de temps si éloignés de nous et de notre civilisation, que nous ne saurions, même approximativement, leur attribuer une date quelconque ; la plupart appartiennent, en effet, à la race des troglodytes qui habitaient notre sol quand eut commencé, après la fonte des glaciers, l'époque moderne ; les autres sont ceux des hommes des dolmens, c'est-à-dire d'envahisseurs qui vinrent, à un moment donné, les armes à la main, disputer le sol aux autochtones. Les uns et les autres appartiennent à l'époque de la pierre polie.

D'ailleurs, tout ce qui concerne la race de ces populations, leur industrie, le gisement où j'ai recueilli ces os, a été exposé, ou sera exposé,

Bp.

devant la section d'anthropologie; mais j'ai cru devoir réserver pour la
section des sciences médicales la description des blessures souvent très
graves et toujours instructives, les fractures guéries, les lésions patholo-
giques, en un mot, que présentent ces os. Ce sont les premiers documents
un peu nombreux, un peu complets, que nous ayons sur l'anatomie
pathologique, et aussi sur la chirurgie des temps préhistoriques, quand les
chirurgiens n'avaient que des couteaux de pierre; l'histoire de ces sciences
commencera ainsi à être reculée d'une série de siècles encore inconnue.

Cela dit, je me hâte de décrire quelques-unes de ces pièces, quelques-
uns de ces os choisis parmi ceux qui me paraissent devoir le plus intéresser les membres de la section :

1° Et d'abord, voici un os iliaque du côté droit, cueilli dans la vaste
caverne sépulcrale de Beaumes-Chaudes, qui m'a donné tant de richesses
anthropologiques (fig. 1).

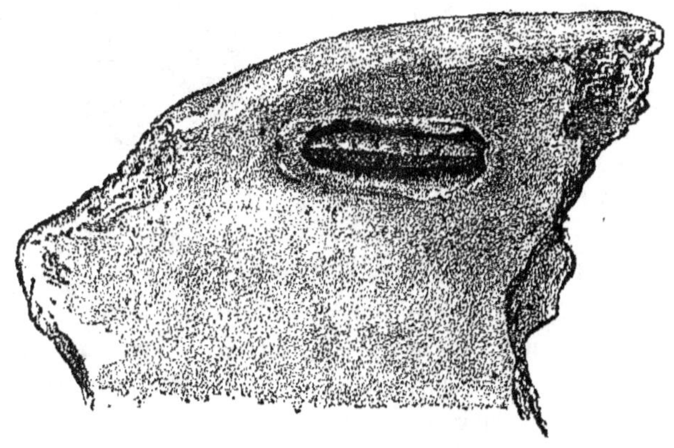

Fig. 1.

Vous voyez, sur la face interne de cet os, en haut, au-dessous du bord
supérieur, et à un centimètre et demi de ce bord, une petite cavité dirigée
d'avant en arrière qui loge une belle pointe de flèche en silex. Cette pointe,
finement dentelée, est mobile dans la cavité comme une amande dessé-
chée dans sa coque; mais elle ne peut s'en échapper, car le travail de la
cicatrisation a rétréci et raccourci l'ouverture, qui aujourd'hui recouvre
les deux extrémités du trou par un bourrelet osseux de deux ou trois
millimètres de relief. Le fond de la cavité creusée toute entière, comme
un kyste, dans le diploé, et son pourtour sont recouverts d'une fine couche de tissu compacte, bien lisse, qui ferme toutes les cellules du diploé et
est évidemment d'origine cicatricielle.

Quand le sujet porteur de cet os iliaque, fut blessé, le silex si finement
travaillé, que vous voyez libre aujourd'hui au fond de la blessure, était
emmanché, fixé à une tige. La tige dut céder à des manœuvres d'extrac-

tion, mais le silex implanté dans l'os résista. Quoi qu'il en soit, la flèche en pénétrant *directement* d'avant en arrière et de droite à gauche, — car ces traits ne sauraient suivre des lignes courbes dans les tissus comme parfois les balles, — a dû intéresser de nombreux tissus, les parois abdominales furent perforées ; peut-être le cæcum blessé, le muscle psoas iliaque, id., et cependant le sujet est parfaitement guéri, sans que l'os présente aucun symptôme d'inflammation, ou de suppuration, seulement à un millimètre de distance de la partie blessée.

2° A côté de l'os iliaque précédent, voici une belle vertèbre lombaire (fig. 2) dans le corps de laquelle est aussi implantée une pointe de flèche en silex. Le trait est entré par le flanc gauche, et a pénétré en entier dans le corps de l'os ; on n'en voit que le pédoncule c'est-à-dire la partie rétrécie qui se fixe sur la tige. Comme dans la pièce précédente, une cavité à parois recouvertes d'une pellicule de tissu cicatriciel, entoure ce pédoncule, et la face postérieure de la pointe de flèche. Le trait n'est fixé à l'os que par la face antérieure et par

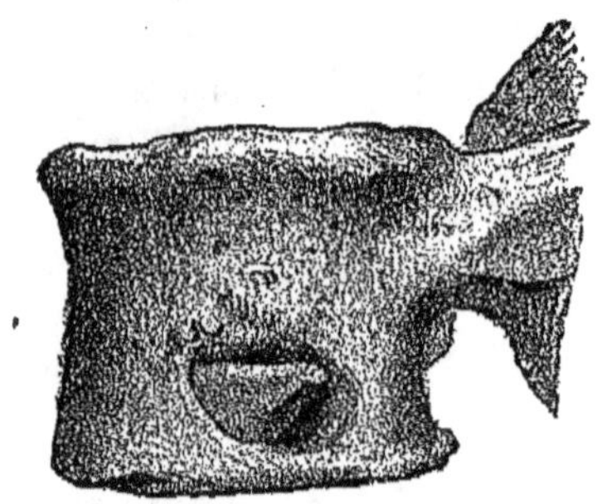

Fig. 2.

sa pointe. Ici encore, un bourrelet osseux de nouvelle formation entoure le pourtour de l'ouverture ; mais ce bourrelet, très lisse, est à peine saillant. Une bien faible suppuration a dû se faire par le vide que nous observons ; et comme dans le cas précédent, le tissu osseux reste sain, indemne de toute trace d'inflammation jusqu'aux parois de la perforation.

3° Voici encore une nouvelle vertèbre lombaire qui devient très intéressante si on la place à côté de la précédente. Cette vertèbre présente, sur le milieu *de la face antérieure de son corps*, une cavité cicatrisée, assez profonde, étroite, dont on ne comprendrait pas l'origine si on n'avait sous les yeux la pièce précédente. Comme vous le verrez par d'autres pièces, ainsi que par la vue d'un premier métacarpien, cette cavité cicatrisée est le moule, l'empreinte laissée par la pénétration d'une pointe de flèche en en silex. Cette flèche a pu être retirée par la tige ; mais peut-être est-elle tombée toute seule subséquitivement dans la cavité abdominale. J'ai en effet recueilli, dans le gisement de Beaumes-Chaudes, qui m'a encore donné cet os, une pointe de flèche en silex recouverte d'une couche de stalagmite osseuse qui n'a pu se déposer qu'à l'intérieur des tissus vivants, comme se recouvrent parfois de couches salines concentriques les corps étrangers tombés dans la vessie.

4° et 5° J'ai décrit, à l'occasion des blessures précédentes, des *cavités cicatrisées* entourant les silex restés implantés dans le tissu osseux. Avant

d'exhiber d'autres pièces présentant les mêmes faits, la même cicatrisation,
je crois devoir, pour mieux faire distinguer les pièces cicatrisées de celles
qui ne le sont pas, mettre sous vos yeux encore deux vertèbres lombaires
qui montrent l'une et l'autre, dans le tissu spongieux de leur corps, un
silex implanté, mais cette fois peu de temps avant la mort du sujet. Voici
ces pièces : La première, que j'ai recueillie assez récemment dans la
caverne dite d'*Aragon* (fig. 3), est surtout remarquable par ce fait qu'on

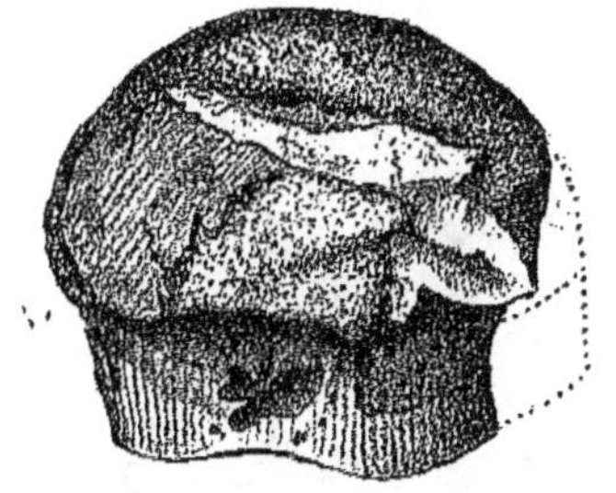

Fig. 3.

voit dans toute sa longueur la moitié
d'un beau silex, dont l'autre moitié
est cachée dans le tissu spongieux de
l'os. Il n'y a ici aucun vide autour de
la pointe de flèche ; et toutes les cellules
du tissu spongieux restent ouvertes
autour et au-dessus du silex, avec les
caractères qu'elles présentent dans le
reste du corps de la vertèbre.

Le trait était entré par derrière, et
de droite à gauche. La moelle n'a pas été touchée ; une pareille blessure
ne pouvait par elle-même faire périr le sujet sur le coup ; mais elle était
peut-être suffisante pour rendre la fuite difficile ; et le blessé a bien pu,
pour cette cause ou pour une autre, être achevé par son ennemi.

Une autre vertèbre que voici, que je présentai jadis au Congrès de

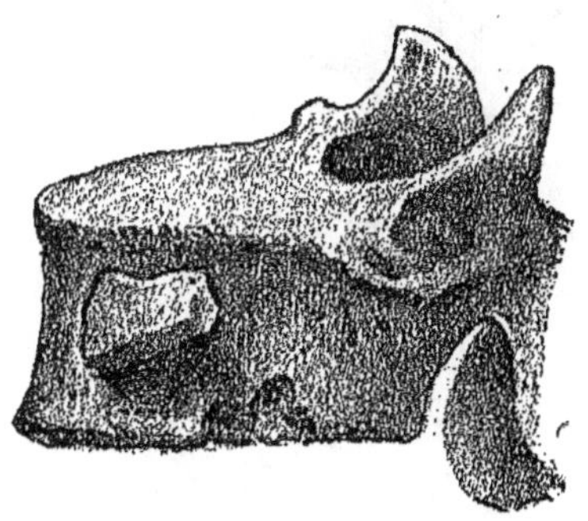

Fig. 4.

Clermont, et dans le corps de laquelle est une flèche fichée qui
avait dû transpercer l'aorte, se
présente de la même manière.
Ici encore, point de vide autour
du silex, ni aucune trace de tissu
cicatriciel (fig. 4).

D'autres pièces, déposées sur
le bureau, sont dans le même
cas.

6° Il paraît donc très facile de
distinguer, à première vue, les os à silex fichés des sujets qui ont
succombé plus ou moins rapidement, après leur blessure, de ceux dont
les sujets ont survécu... Et je reviens immédiatement à la description de
nouveaux os qui sont cicatrisés autour d'un silex inclus. La pièce que
voici est peut-être plus importante que toutes les précédentes : C'est un
nouvel os iliaque, et encore du côté droit ; or, à ce sujet, permettez-moi
une remarque : si les os iliaques et le corps des vertèbres paraissent pri-
vilégiés pour ces sortes de blessures, c'est *qu'ils sont spongieux* ; les os à
tissu compact, qui dévient même si souvent nos balles mues par une

force autrement puissante que celle des archers néolithiques, étaient à
peine pénétrés par la pointe de flèche en silex. Du reste, j'en présenterai,
plus tard, quelques exemples.

L'os que voici (fig. 5) présente un silex caché dans son tissu, et une
grande fracture consolidée. Le traumatisme a dû être puissant. Un fragment elliptique, large de dix centimètres, haut de cinq à six, a été détaché
de l'ilion par une fracture à concavité supérieure qui, partant de la crête
iliaque, à deux centimètres de l'épine iliaque antéro-supérieure, va passer
au milieu des fosses iliaques et se terminer encore, en arrière, au bord

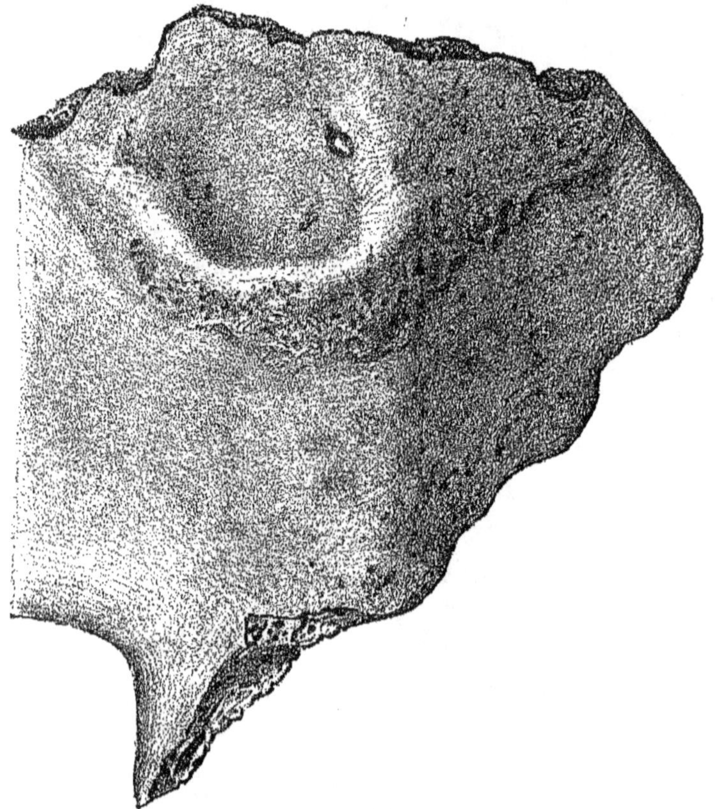

Fig. 5.

supérieur de l'os. L'os a dû longuement suppurer. Une grande partie du
fragment a été résorbé; le reste, qui semble avoir subi une sorte de tasse-
ment, s'est consolidé. Un cal osseux à surface lisse, mais faisant un fort
relief en dedans et en dehors, le rattache au reste de l'os.

Au milieu de ce fragment consolidé et épaissi, est cachée une pointe de
silex qui ne se montre plus qu'en arrière, où elle ne fait même qu'une
légère saillie, la pointe étant polie, unie, comme si elle avait été usée longuement par les contractions des muscles fessiers qui la recouvraient.

En examinant la direction de cette pointe, il semblerait que le trait a dû pénétrer d'avant en arrière et de bas en haut, toutefois, en voyant la fracture de l'os qui accuse un puissant traumatisme, il me paraît plus logique d'admettre que le blessé a été frappé par derrière, comme dans le cas qui va suivre.

7° Le nouvel os iliaque que voici (fig. 6) présente encore la moitié d'une pointe de flèche en silex, ou l'extrémité d'une lance, à la partie supérieure de la fosse iliaque externe. Le silex est solidement fixé dans l'os ; le sujet avait survécu à sa blessure ; et comme dans les cas analogues, le silex est entouré d'une cavité à parois cicatrisées. D'ailleurs, l'os est admirablement sain dans le reste de son étendue. Le trait a dû être cassé par les tentatives d'extraction.

8° A l'exception de cette dernière pièce, les os iliaques et vertèbres que je viens de décrire ont subi des blessures qui ont souvent dû plus ou moins intéresser les viscères abdominaux. Sous ce rapport, la guérison de ces

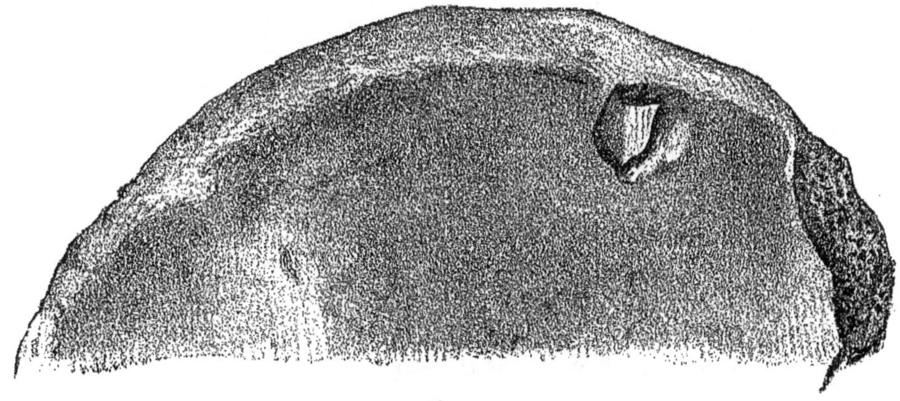

Fig. 6.

blessés de l'époque préhistorique n'est pas sans avoir quelque analogie avec la récente guérison, à quelques milliers d'années de distance, d'un de leurs descendants, de mon embroché de Saint-Laurent de Muret sur lequel j'ai fait une communication précédente.

Les os que je vais décrire maintenant, toujours avec silex inclus, pour être éloignés de l'abdomen ne sont peut-être pas moins intéressants que les précédents, ne fût-ce qu'en prouvant une fois de plus cette tendance à la guérison, la bénignité des accidents consécutifs chez nos ancêtres de l'âge de la pierre pour les blessures que nous regarderions aujourd'hui comme des plus graves.

Le tibia que voici (fig. 7) présente une perforation, une cavité profonde, faite d'avant en arrière, comme par une vrille ou une mèche anglaise, et creusée immédiatement au-dessous des surfaces d'articulation de cet os avec les condyles du fémur. Cette perforation s'étend jusqu'au-delà de

l'épine du tibia ; elle s'ouvre directement en avant ; une pointe de flèche
en silex est logée dans son intérieur. Ce silex est là *mobile comme un bou-
ton de métal dans un grelot*, mais ne peut s'échapper, le pourtour de l'ouverture ayant été rétréci par un bourrelet de tissu osseux de nouvelle
formation. Une couche lisse, unie, de tissu cicatriciel compact recouvre
ce bourrelet et la paroi interne de la blessure. En haut, la paroi supérieure, le plafond de cette longue cavité, n'est séparée de la surface articulaire que par une mince couche de tissu osseux épaisse à peine de trois à

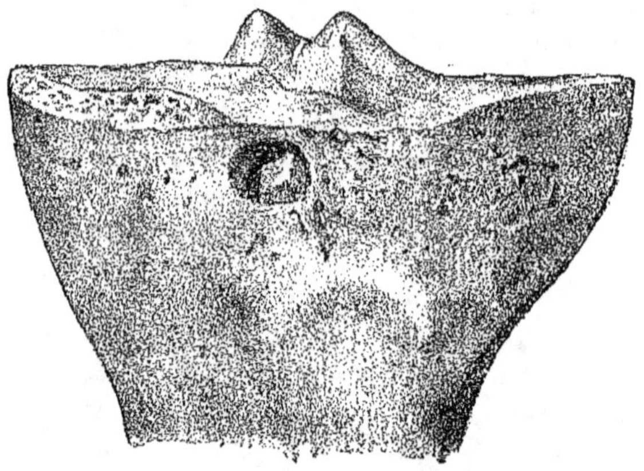

Fig. 7.

quatre millimètres, la rotule a dû être blessée, la synoviale transpercée ;
et cependant il n'y a, ni sur les surfaces articulaires du tibia, ni autour de
la blessure, aucune trace d'un travail inflammatoire autre que celui que
montre l'intérieur de la perforation. Tout ce tissu osseux, toutes ces surfaces sont admirables dans leur aspect sain normal.

9° La pièce numéro 2, cette
belle vertèbre lombaire dont le
corps loge dans une cavité cicatrisée de son tissu spongieux, une belle
pointe de flèche en silex, aurait pu
rappeler une blessure récemment
célèbre de la même région. On a
vu que mon blessé néolithique,
certainement moins bien soigné
que le président Garfield, avait
survécu à sa grave lésion.

Voici maintenant un astragale

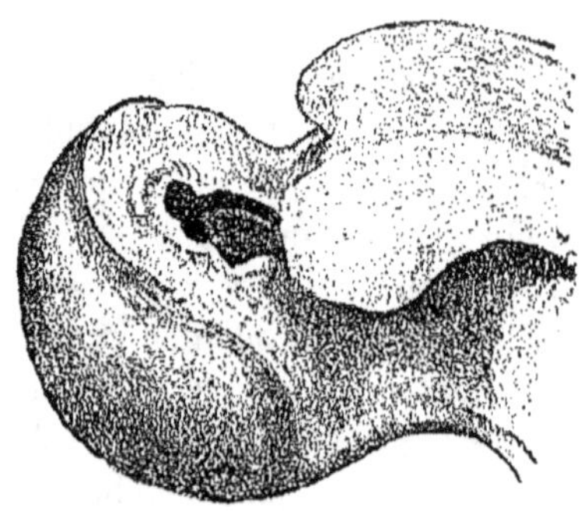

Fig. 8.

qui peut rappeler une autre blessure non moins célèbre que celle qui a
amené la mort de l'honorable président des États-Unis (fig. 8). Huit des
pièces précédentes proviennent de la caverne sépulcrale de Beaumes-Chau-

des ; le numéro 3 de la caverne d'Aragon, et celle-ci de la caverne d'Almières.

La tête de cet astragale laisse voir une cavité dont l'ouverture losangique a la forme ordinaire de la section des pointes de flèches néolithiques : les bords, comme les parois de la perforation, sont recouverts d'une mince couche de tissu compact cicatriciel. Mais si on regarde au fond de cette cavité, on aperçoit la surface de cassure d'un beau silex dont la pointe reste solidement fixée au fond de la perforation. Il est probable qu'après la blessure, des tentatives d'extraction sur la tige ont dû casser ce silex ; le talon a été retiré avec la tige à laquelle il était fixé ; et la pointe, restée dans le fond de la plaie, a dû causer bien peu d'accidents, car toutes les parties de l'astragale, toutes les surfaces articulaires sont admirablement nettes : le blessé était guéri sans Nélaton.

10° Dans les os précédents, la pointe de silex reste fixée dans la cavité qu'elle s'est creusée et que le travail de cicatrisation a tapissée. Voici un os (fig. 9) qui permet de voir entière, avec le trou d'entrée et celui de sortie, une perforation qui est le moule exact d'une pointe de flèche en silex comme pourrait le donner un gâteau de cire.

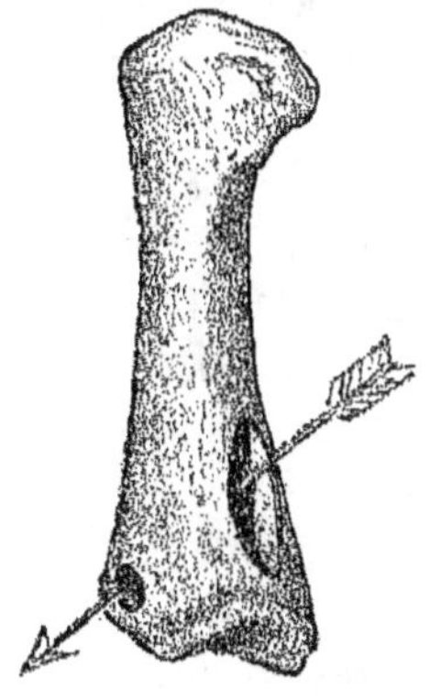

Fig. 9.

C'est un premier métacarpien de la main gauche : le trait est entré obliquement à la direction de l'os, en avant, sur la face antérieure, à travers l'éminence thénar, à près de 2 centimètres de l'extrémité supérieure ; l'os traversé, la pointe du trait est allée sortir en arrière, au bord de la surface articulaire avec le trapèze. La flèche a dû être extraite immédiatement, l'os étant superficiel ; mais la perforation, qui s'est recouverte d'une pellicule de tissu compact sur toutes ses parois, nous a été conservée intacte. D'ailleurs, la direction de cette blessure est telle, qu'on est tenté de se demander si le blessé ne l'aurait pas reçue dans un moment où il tendait lui-même son arc, au milieu d'un combat, etc. C'est ainsi qu'en étudiant ces blessures on peut tirer des inductions et faire parfois des rapprochements bien curieux : Je nettoyais un jour des terres qui remplissaient les orbites, un crâne de Beaumes-Chaudes. Tout à coup, la voûte de l'orbite gauche me montra une de ces perforations losangiques qui rappellent le trou fait par le passage d'une flèche en silex. La cavité crânienne fut vidée patiemment ; et une fine pointe de flèche fut trouvée reposant sur le sphénoïde. Mon archer néolithique avait précédé de bien longs siècles ce célèbre archer grec nommé Aster, qui, au siège de Méthone, crut devoir viser à l'œil droit de Philippe de Macédoine. S'il eût pu viser au cœur, tant de mères n'eussent peut-être pas eu à pleurer sur les conquêtes d'Alexandre !

Aux dix os portant des blessures faites par des flèches de silex, que je viens de décrire, je pourrais en joindre un grand nombre d'autres, qui tantôt montrent encore un silex inclus et tantôt ne présentent qu'une *cavité*, qu'un *moule* cicatrisé, comme le métacarpien que je viens de montrer. Ces derniers os sont souvent des os superficiels, ou des os très minces ; l'écaille du temporal, l'épine de l'omoplate, le sternum, etc ; id. deux blessures sur la crête du tibia. Ces deux dernières blessures, qui ne présentent qu'une fente centrale, ont produit un certain retentissement inflammatoire sur ce tissu osseux si compact : une exostose en forme d'amande entoure la fissure creusée par la pointe du trait sur cet os où les blessures sont si graves.

Mais ces dernières pièces ne nous apprendraient rien de nouveau ; et j'aime mieux, avant de finir, dire quelques mots, d'autres lésions osseuses, surtout de certaines fractures autrement graves que les perforations que peuvent présenter ces dernières pièces, quelque curieuses qu'elles soient.

Dans les os néolithiques que j'ai recueillis, et fait passer dans mes mains par centaines de mille, les fractures sont relativement nombreuses, et cela se conçoit dans des terrains escarpés comme les gorges du Tarn, où, sans parler des blessures de guerre, les accidents devaient être nombreux, la fuite très périlleuse. Or, toutes ces fractures, même les plus graves, sont guéries, et presque toujours avec une régularité à faire envie aux plus grands chirurgiens modernes. En m'exprimant ainsi, je n'entends d'ailleurs pas parler de ces fractures qui peuvent souvent guérir toutes seules, comme les fractures des côtes ; celles de l'extrémité inférieure du radius, etc. Mais j'ai, dans mes collections, de nombreux exemples de fractures régulièrement consolidées du col et du corps du fémur, de l'extrémité inférieure du tibia. Certaines de ces dernières fractures communiquaient avec l'extérieur et avec l'articulation. Dans un cas, il y a une perte de substance derrière le tendon d'Achille, comme s'il s'agissait d'une des blessures que j'ai déjà décrites. L'os s'est éclaté et a fini par s'ankyloser avec l'astragale d'un côté, avec le péroné de l'autre, mais l'astragale est resté mobile sur le calcanéum. Dans un autre cas, le tibia cassé tout près de l'astragale, s'est ankylosé avec cet os, qui à son tour s'est ankylosé avec le calcanéum et avec le scaphoïde dont les surfaces articulaires antérieures ont été préservées de l'inflammation. Ces ankyloses ont laissé au membre une régularité parfaite, qui devait permettre l'usage du pied.

Dans tous ces cas, la consolidation pourrait peut-être, à la rigueur, s'expliquer par la force médicatrice de la nature sur ces populations primitives qui n'avaient pas nos diathèses, qui n'avaient pas encore eu le temps peut-être de vieillir ; mais la régularité dans la direction donnée au membre lésé ne semble-t-elle pas indiquer l'intervention de chirurgiens expérimentés ? On pourrait peut-être répondre qu'il suffisait de l'intervention d'habiles rebouteurs préhistoriques. Mais c'est d'abord là de la chirurgie ; puis, j'ai décrit pour la première fois, au Congrès de Lille, ces curieuses perforations crâniennes connues aujourd'hui sous le nom de *trépanations préhistoriques*.

On peut voir, en ce moment, ici même, à la Rochelle, une de ces belles trépanations sur un antique crâne découvert récemment par M. Souché, et sur lequel j'ai fait un rapport dans la séance du 29 août. Or, des hommes assez audacieux, assez habiles pour perforer *avec un silex* le crâne, sur l'homme vivant, soit d'après des conceptions superstitieuses, soit dans un but chirurgical, et pour traiter ensuite leur opéré, pouvaient bien connaître l'art de traiter les fractures et de donner une bonne direction aux fragments.

Du reste, ils ne s'en tenaient pas à ces premiers soins ; non seulement leurs guerriers blessés à la guerre et leurs opérés, mais encore tous ces estropiés, tous ces membres de la tribu affectés de fractures graves, étaient pansés et nourris tant qu'ils ne pouvaient subvenir à leur subsistance. Les sentiments de la solidarité humaine existaient déjà.

Une autre réflexion, non moins honorable peut-être pour nos ancêtres de l'époque néolithique, s'est aussi souvent présentée à mon esprit, en voyant la belle guérison, les belles cicatrisations qui se sont faites autour des pointes de flèches incluses dans les os que j'ai eu l'honneur de faire passer sous vos yeux : *Ces flèches n'étaient pas empoisonnées ;* la guérison est si belle ; il y a eu en général si peu de rayonnement inflammatoire autour du point frappé, que nous pouvons conclure que nos ancêtres de ces époques reculées faisaient, comme leurs descendants du xxie siècle, loyalement la guerre.

Messieurs, permettez-moi, en finissant, de vous faire part de deux dernières observations à l'occasion des blessures par les armes de silex. Ces observations ont peut-être moins leur place ici, mais elles me paraissent de nature à intéresser tous les hommes de science :

1° Les os à silex inclus que vous avez admirés appartiennent à la race *dolichocéphale* primitive, peut-être autochtone de notre sol. Cette race s'était réfugiée dans les cavernes ; elle avait une façon à elle de tailler le silex et ses silex différaient totalement de ceux que nous trouvons dans les os de ses membres ;

2° Ces nouveaux silex, les silex finement taillés que vous avez vus, sont ceux d'une race nouvelle, ceux d'envahisseurs *brachycéphales*, qui, arrivant mieux armés, plus civilisés, soumirent ou exterminèrent les anciens possesseurs du sol. Pizarre et Cortez ne furent pas les premiers exterminateurs de races autochtones ! En voyant la disparition, sur les bords de la Vézère, de la race de Cro-Magnon qu'il croyait éteinte avant mes découvertes, Broca avait prévu cette lutte, dans son célèbre mémoire *les Troglodytes de la Vézère* qu'il publia à Bordeaux, la première année de nos réunions; et pour rendre hommage à la mémoire de ce maître vénéré, je finirai, comme lui, en disant que ce n'est pas d'aujourd'hui que la force prime le droit.

PARIS. — IMPRIMERIE CHAIX, SUCCURSALE DE SAINT-OUEN, 86, RUE DES ROSIERS. — 2868 3.

ASSOCIATION FRANÇAISE

POUR L'AVANCEMENT DES SCIENCES

EXTRAIT DES STATUTS ET RÈGLEMENT

STATUTS.

Art. 4. — L'Association se compose de membres fondateurs et de membres ordinaires: les uns et les autres sont admis, sur leur demande, par le Conseil.

Art. 6. — Sont membres fondateurs les personnes qui auront souscrit, à une époque quelconque, une ou plusieurs parts du capital social : ces parts sont de 500 francs.

Art. 7. — Tous les membres jouissent des mêmes droits. Toutefois, les noms des membres fondateurs figurent perpétuellement en tête des listes alphabétiques, et les membres reçoivent gratuitement, pendant toute leur vie, autant d'exemplaires des publications de l'Association qu'ils ont souscrit de parts du capital social.

RÈGLEMENT.

Art. 1er. — Le taux de la cotisation annuelle des membres non fondateurs est fixé à 20 francs.

Art. 2. — Tout membre a le droit de racheter ses cotisations à venir en versant, une fois pour toutes, la somme de 200 francs. Il devient ainsi membre à vie.

Les membres ayant racheté leurs cotisations pourront devenir membres fondateurs en versant une somme complémentaire de 300 francs. Il sera loisible de racheter les cotisations par deux versements annuels consécutifs de 100 francs.

La liste alphabétique des membres à vie est publiée en tête de chaque volume, immédiatement après la liste des membres fondateurs.

Les souscriptions sont reçues

Au Secrétariat, 4, rue Antoine-Dubois (Place de l'École-de-Médecine).

Les souscriptions des membres fondateurs peuvent être versées en une seule fois ou en deux versements de chacun 250 francs.

PARIS. — IMPRIMERIE CHAIX, Succ. de Saint-Ouen, 86, rue des Rosiers. — 1324-3

www.ingramcontent.com/pod-product-compliance
Lightning Source LLC
LaVergne TN
LVHW010116060726
842524LV00006B/2567